AF143953

BEI GRIN MACHT SICH IHR WISSEN BEZAHLT

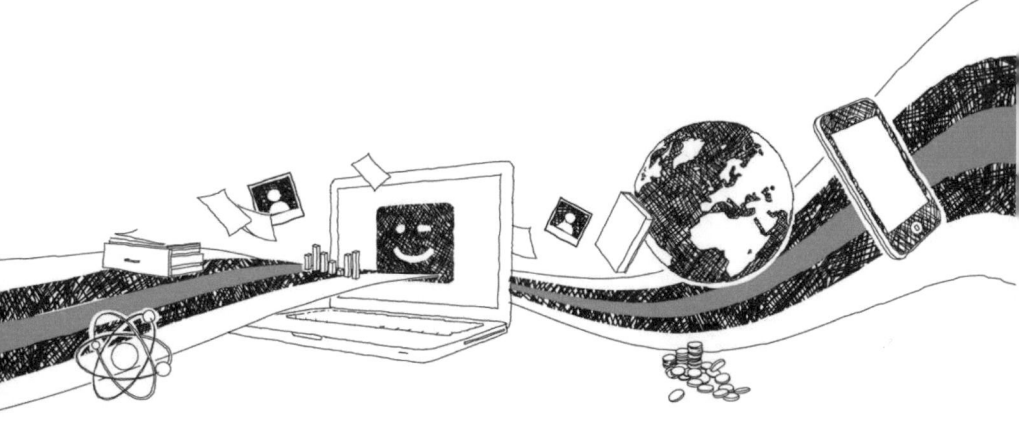

- Wir veröffentlichen Ihre Hausarbeit, Bachelor- und Masterarbeit

- Ihr eigenes eBook und Buch - weltweit in allen wichtigen Shops

- Verdienen Sie an jedem Verkauf

Jetzt bei www.GRIN.com hochladen und kostenlos publizieren

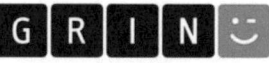

Welche Wechselwirkung besteht zwischen der Sozialisation und der Partizipation am Vereinssport bei Kindern und Jugendlichen?

Sebastian Seifert

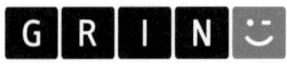

Bibliografische Information der Deutschen Nationalbibliothek:

Die Deutsche Nationalbibliothek verzeichnet diese Publikation in der Deutschen Nationalbibliografie; detaillierte bibliografische Daten sind im Internet über http://dnb.d-nb.de abrufbar.

ISBN: 9783346891945
Dieses Buch ist auch als E-Book erhältlich.

© GRIN Publishing GmbH
Trappentreustraße 1
80339 München

Druck und Bindung: Books on Demand GmbH, Norderstedt Germany
Gedruckt auf säurefreiem Papier aus verantwortungsvollen Quellen

Das vorliegende Werk wurde sorgfältig erarbeitet. Dennoch übernehmen Autoren und Verlag für die Richtigkeit von Angaben, Hinweisen, Links und Ratschlägen sowie eventuelle Druckfehler keine Haftung.

Das Buch bei GRIN: https://www.grin.com/document/1365531

Universität zu Köln

Humanwissenschaftliche Fakultät

Department für Erziehungs- und Sozialwissenschaften

Wintersemester 2019/20

Seminar: Pädagogische Fragestellungen, Theorien und Arbeitsfelder

Welche Wechselwirkung besteht zwischen der Sozialisation und der Partizipation am Vereinssport bei Kindern und Jugendlichen?

Studiengang: Lehramt Bachelor Bildungswissenschaften

Modul: Erziehen

Prüfungstyp: Hausarbeit

Abgabedatum: 18.01.2020

Inhaltsverzeichnis

1. Einleitung:

In unserer Hausarbeit werden wir uns mit den Wechselwirkungen zwischen dem Begriff der Sozialisation und dem Vereinssport bei Jugendlichen beschäftigen.

Wir werden unsere Hausarbeit in zwei zentrale Fragestellungen aufteilen. Zum einen werden wir untersuchen welchen Einfluss die soziale Herkunft auf die Partizipation im Sportverein hat. Zum anderen werden wir untersuchen ob der Vereinssport einen positiven Einfluss auf die Entwicklung von Kindern und Jugendlichen und deren Sozialisation hat.

Um den Einfluss von sozialer Herkunft auf die Partizipation von Heranwachsenden im Sportverein zu untersuchen, werden wir zuerst ausgesuchte sozialstrukturelle Faktoren genauer betrachten. Dazu zählen der sozioökonomische Status, die Bildungskarriere und die ethnische Zugehörigkeit.

Um die Bedeutung des Vereinssportes auf die Entwicklung von Heranwachsenden genauer zu betrachten, werden wir verschiedene Querschnittstudien untersuchen.

Unter diesem Gesichtspunkt werden wir ressourcenstärkende Effekte wie die soziale Eingebundenheit beschreiben.

Außerdem werden wir eine Längsschnittstudie betrachten, die untersucht welchen Einfluss eine langjährige Vereinsmitgliedschaft auf die Persönlichkeit hat.

Zuletzt werden wir gesundheitliches Risikoverhalten wie Alkohol, Nikotin und Drogenkonsum betrachten. Darüber hinaus werden wir den Gesichtspunkt des sozialen Risikoverhalten wie Gewalt und Delinquenz beleuchten.

Als angehende Sportlehrer sind wir der Ansicht, dass sportliche Aktivität im Vereinswesen einen positiven Einfluss auf die Sozialisation und die Entwicklung der Persönlichkeit, Gesundheit und psychosozialen Ressourcen hat.

2. Hauptteil 1: Einfluss der sozialen Herkunft auf die Partizipation im Sportverein

2.1 Definition Sozialisation:

Nach Hurrelmann ist „Sozialisation die lebenslange Aneignung von und Auseinandersetzung mit den natürlichen körperlichen und psychischen Grundmerkmalen („innere Realität) und der sozialen und physikalischen Umwelt („äußere Realität").["]1

Mit der Inneren Realität meint Hurrelmann die psychische und physische Disposition, also die personale Identität. Diese zeigt sich zum Beispiel durch genetische Veranlagungen, körperliche Konstitutionen und Intelligenz.

Die äußere Realität spiegelt die soziale Identität wider. Diese zeigt sich in sozialen Strukturen wie Werte, Normen und Rollen und werden von Sozialisationsakteuren wie Familie, Freundesgruppen und Bildungseinrichtungen vermittelt.[2]

Im Spannungsfeld der inneren und äußeren Realität findet die Persönlichkeitsentwicklung statt.

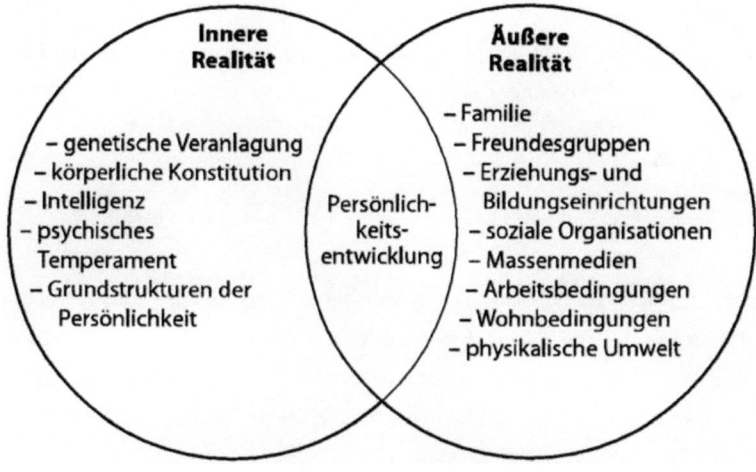

3

---

[1] (Hurrelmann, 2002)

[2] (Hurrelmann, 2002)

[3] (Dr. Dietrich, 2018)

2.2 Abhängigkeit des Bildungserfolges vom Elternhaus

Es zeigt sich in unserer Gesellschaft, dass die äußere Realität einen hohen Einfluss auf den Bildungserfolg hat.

So ist der Bildungserfolg der Kinder abhängig von denen der Eltern.

Bei einem höheren Schulabschluss des Vaters machen 80% der Kinder das Abitur oder die Fachhochschulreife. Bei keinen oder einfachen Schulabschluss des Vaters zeigt sich, dass nur 32% der Kinder das Abitur oder die Fachhochschulreife schaffen, wie man Tabelle 1 entnehmen kann.

Tabelle 1 Erreichter/angestrebter Schulabschluss der Jugendlichen und Schulabschluss des Vaters
Jugendliche im Alter von 12 bis 25 Jahren

%-Angaben	Gesamt	Kein oder einfacher Schulabschluss des Vaters (Volksschule ...)	Mittlerer Schulabschluss des Vaters (mittlere Reife ...)	Höherer Schulabschluss des Vaters (Fachabitur, Abitur ...)
Hauptschulabschluss	13	26	10	3
Realschule/mittlere Reife	36	40	45	16
Abitur/Fachhochschulreife	50	32	44	80

Fehlend zu 100 %: keine Angabe (1 %) und Abgang ohne Abschluss (1 %)

4

Die oben aufgeführten Zahlen implizieren, dass innere Faktoren wie z.B. Intelligenz und die genetischen Veranlagungen nur einen geringen Einfluss auf den Bildungserfolg haben.

2.3 Abhängigkeit des Bildungserfolges auf die Partizipation am Vereinssport

2.3.1 Bildungskarriere und Partizipation am Vereinssport

Die Partizipation am Vereinssport ist abhängig von der Bildungskarriere. In der folgenden Tabelle erkennt man, dass sich Kinder in der Primarstufe, die im weiteren Verlauf ihrer Bildungskarriere das Gymnasium besuchen, zu 75% Vereinsmitglieder sind. Im Gegenteil dazu sind Kinder, die später die Hauptschulen besuchen weniger im Vereinssport aktiv, dort beträgt der Anteil 42%.

Generell zeigt sich, dass Schüler öfters Vereinsmitglieder sind als Schülerinnen. Allgemein lässt sich festhalten, dass je älter die Kinder werden, die Mitgliedschaften in Sportvereinen zurück gehen.

---

4 (Albert, et al., 2015)

3

Tabelle 2 *Mitgliedschaft von Schülern und Schülerinnen im Sportverein*

Klassenstufe	Primarstufe				Sek. I				Sek. II/ Beruf	
	3.		4.		6.		8.			
	m	w	m	w	m	w	m	w	m	w
Gesamt	54.4	53.6	57.5	52.5	55.3	48.6	55.5	50.7	40.1	40.0
Bildungskarriere										
Gymnasium	75.9	75.0	74.3	71.2	74.7	67.2	72.0	73.3	52.8	58.1
Realschule	54.0	54.0	58.2	54.6	54.0	52.7	54.1	47.5	35.9	30.5
Hauptschule	42.5	38.6	47.2	33.3	45.5	29.6	42.9	27.8	31.2	15.8
Gesamtschule	49.0	35.2	42.4	37.8	30.0	28.3	38.8	34.4	23.1	26.7
sozioökonomischer Status										
Hoch	69.3	68.6	66.0	66.4	65.7	65.0	64.9	66.5	44.4	52.3
Mittel	51.5	51.6	56.6	56.8	51.4	42.1	48.2	43.9	41.1	33.6
Niedrig	30.2	20.4	47.7	30.9	35.6	22.8	37.8	14.0	36.4	22.9
Ethnische Zugehörigkeit										
Deutsch	60.5	60.3	61.2	59.5	57.3	55.3	57.4	55.6	42.0	43.7
Türkisch	52.2	30.8	72.7	41.7	53.3	28.6	52.2	19.3	50.0	23.1
Russisch	18.3	25.0	33.9	32.6	27.1	12.2	30.6	26.5	25.4	22.9
Sonstige	39.7	16.7	50.0	29.6	60.0	34.7	59.2	40.6	32.3	29.1

5

2.3.2 Sozioökonomischer Status und Partizipation am Vereinssport

Der sozioökonomische Status ist der entscheidende Faktor für die Mitgliedschaft im Verein.

So ist erkennbar das bei hohen sozioökonomischen Status der Anteil der Vereinsmitglieder am höchsten ist. Die Anzahl der Mitgliedschaften sinkt tendenziell mit voranschreitendem Alter der Schüler. So sind bei hohen sozioökonomischen Status in der dritten Klasse 69,3% der Schüler und 68,6% der Schülerinnen im Verein aktiv. Trotz tendenziell sinkenden Zahlen bleibt die Zahl der Vereinsmitglieder verhältnismäßig hoch, so sind in der Sekundarstufe 1 immer noch 64,9% der Schüler und 66,5% der Schülerinnen Vereinssportler.

Bei niedrigen sozioökonomischen Status ist der Anteil der Vereinsmitglieder geringer. Deutlich wird, dass bei niedrigen sozioökonomischen Status die Partizipation am

---

5 (Brettschneider & Gerlach, 2013)

Vereinssport zwischen Schülerinnen und Schülern stärker auseinandergeht als bei hohem sozioökonomischen Status.

So liegt bei Schülerinnen mit niedrigen sozioökonomischen Status der Anteil in der dritten Klasse bei gerade mal 20,4% und bei Schülern bei 30,4 %.

In der achten Klasse zeigt sich bei den Schülern ein Anstieg auf 37,8%, wohingegen es bei Schülerinnen auf 14 % abfällt.

2.3.3 Ethnische Zugehörigkeit und Partizipation am Vereinssport

Auch die ethnische Zugehörigkeit ist ein nicht zu unterschätzender Faktor. Bei deutscher Abstammung zeigt sich die höchste Quote an Vereinsmitgliedern. Hier ist kein Unterschied bei Geschlecht zu erkennen. Bei türkischer Abstammung ist eine hohe Differenz zwischen Schülern und Schülerinnen zu erkennen. So liegt in der dritten Klasse der Anteil von türkischstammenden Schülern bei 52,2%, bei Schülerinnen lediglich bei 30,8%.

Bei den türkischen Vereinsportlern zeigt sich, dass die Mitgliedschaften bei Jungen im fortgeschrittenen Alter hoch liegen mit 52,2 %, jedoch bei den Mädchen abfällt auf 19,3%.

3. Hauptteil 2: Einfluss von Vereinssport auf die Sozialisation und Entwicklung von Kindern und Jugendlichen

3.1 Vereinssport und soziale Zusammengehörigkeit

Es besteht eine Korrelation zwischen Vereinsmitgliedschaft und dem Zusammengehörigkeitsgefühl bei jungen Leuten.

Bei der Querschnittsstudie wurden junge Leute zwischen 13 und 19 befragt, ob sie sich regelmäßig mit Gleichaltrigen treffen und sich zusammengehörig fühlen.

Sportvereinsmitglieder fühlten sich eher zugehörig, als Nichtmitglieder. Daraus lässt sich ableiten, dass jugendliche Sportvereinsmitglieder häufiger als Nichtmitglieder Kontakt zu Gleichaltrigen haben. Außerdem gehören sie öfters einer Clique bzw. einer Gruppe Gleichaltrigen an und verfügen somit über eine zentralere Position in Peer- Netzwerken, als Nichtmitglieder.[6]

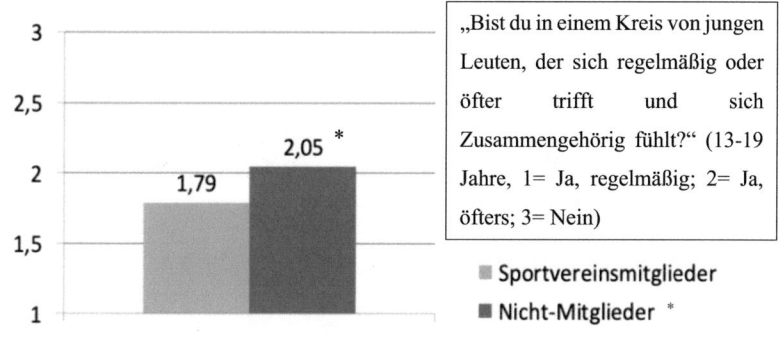

Abbildung 1 Sport und Soziale Ressourcen (Querschnitt)

3.2 Auswirkungen von Vereinssport auf das Selbstwertgefühl und das Körperkonzept

Das Körperkonzept ist ein Teil des generellen Selbstkonzeptes und unterteilt sich in die körperliche Leistungsfähigkeit und das äußere Erscheinungsbild.

Laut der Querschnittstudie von Brettschneider aus dem Jahr 2003 wird das Körperkonzept durch den Vereinssport bei Kindern und Jugendlichen positiv beeinflusst.

---

[6] (Baur & Nobis, 2007)

Durch den positiven Einfluss des Vereinssportes auf das Körperkonzept, kann man auch von einem positiven Einfluss auf das generelle Selbstkonzept sprechen, das wiederum einen positiven Einfluss auf das Selbstwertgefühl hat.

„Unter dem Selbstwertgefühl (…) wird in der Psychologie die emotionale Einschätzung des eigenen Wertes verstanden. Das Selbstwertgefühl (…) ist dabei der subjektive Wert, dem man sich selber und seiner Person zuschreibt" [7]

So zeigt sich in der Querschnittsstudie von Brettschneider, dass das Selbstwertgefühl bei sportlich aktiven Vereinsjugendlichen deutlich positiver ausgeprägt ist, als bei Nichtmitgliedern.

Der enge Zusammenhang zwischen Körperkonzept und Selbstwertgefühl zeigt sich bei Mädchen eher in einer engen Korrelation mit Einschätzung ihres äußeren Erscheinungsbildes. Wohingegen bei Jungen eher eine enge Korrelation mit der Einschätzung ihrer körperlichen Leistungsfähigkeit besteht.[8]

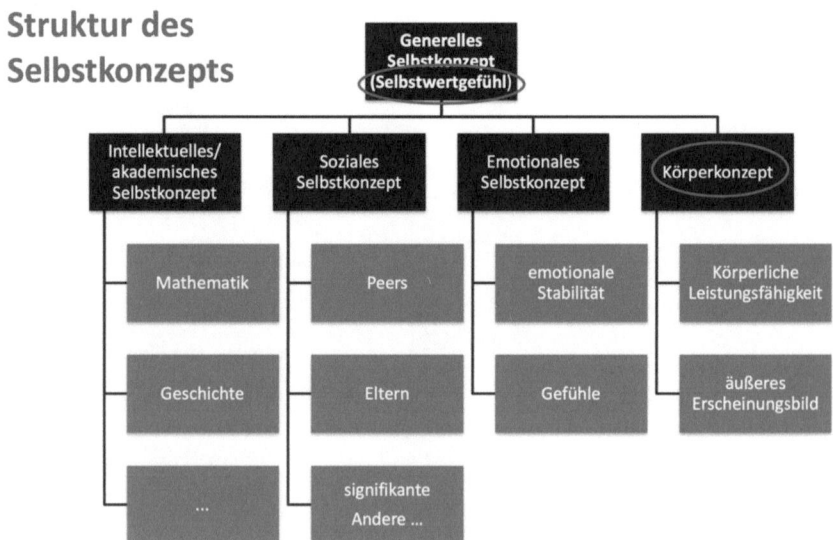

Abbildung 2 Struktur des Selbstkonzeptes nach Shalveson, Hubner und Stanton

9

---

[7] (Lexion Stangl, kein Datum)

[8] (Brettschneider, et al., 2003)

[9] (Shalveson, et al., 1976)

3.3 Einfluss von Vereinssport auf gesundheitliches und soziales Risikoverhalten

3.3.1 Alkohol

Nach Bredenbeck und Brettschneiders Querschnittsstudie lassen sich bei Jugendlichen Vereinssportmitgliedern und Nichtmitgliedern kaum Unterschiede im Alkoholkonsum erkennen.

Allerdings zeigte die Studie, dass auffällig hohe Konsumraten bei leistungsorientierten Fußballspielern erkennbar sind. Darüber hinaus zeigt die Studie, dass Jungen deutlich mehr Alkohol konsumieren als gleichaltrige Mädchen.

3.3.2 Nikotin

In der gleichen Studie wird auch der Nikotinkonsum von Sportvereinsmitgliedern und Nichtmitgliedern analysiert. Diese besagt, dass Sport und Vereinsmitgliedern weniger rauchen, jedoch gleicht sich das Konsumverhalten mit steigendem Alter an.

Auch hier zeigt sich wieder ein auffällig hoher Nikotinkonsum innerhalb der Sportarten Fußball und Handball.

Weiter zeigt die Studie, dass männliche sportlich aktive Jugendliche ein höheren Nikotinkonsum haben, als das bei weiblichen Jugendlichen der Fall ist. [10]

3.3.3 Gewalt und Delinquenz

In Tabelle 3 Soziales Risikoverhalten- Gewalt und Delinquenz lässt sich beobachten, dass Sportvereinsmitglieder ein geringeres soziales Risikoverhalten aufweisen, als Nichtmitglieder.

Insgesamt sieht man, dass Frauen ein deutlich geringeres Risikoverhalten zeigen. Allerdings ist bei weiblichen Nichtmitgliedern das Risikoverhalten in jeder Kategorie höher als bei weiblichen Vereinsmitgliedern. Anders als bei den Männern, dort sieht man Schwankungen zwischen den Kategorien von Vereinsmitgliedern und Nichtmitgliedern in beide Richtungen.

So haben 28,8% der weiblichen Nichtmitglieder schon einmal den ganzen Tag die Schule geschwänzt.

Bei den weiblichen Sportvereinsmitgliedern liegt der Anteil nur bei 15,7%. Auch das Gewaltpotential bei weiblichen Nichtmitgliedern ist signifikant höher als bei Vereinsmitgliedern. So haben rund 8% der Nichtmitglieder schon einmal jemanden in einer Schlägerei arg zugerichtet, während es bei den Vereinsmitgliedern nur ca. 4% sind.

Außerdem zeigt sich ein ausgeprägtes Gewaltpotential bei 1,6% der weiblichen

---

[10] (Brettschneider, et al., 2003)

Nichtmitglieder, indem Sie schon einmal jemanden mit einer Waffe bedroht haben. Bei Sportvereinsmitgliedern ist der Anteil bei unter einem Prozent, welche schon mal jemanden mit einer Waffe bedroht haben.

Wenn man sich das Risiko- und Gewaltverhalten der männlichen Sportvereinsmitglieder und Nichtmitglieder anschaut, sieht man das Männer ein allgemein höheres Gewaltpotential haben.

Der Schule schon einmal den ganzen Tag ferngeblieben sind 22,9% der Nichtmitglieder, bei den Sportvereinsmitgliedern ist der Anteil um ca. 5% geringer und liegt bei 17,6%.

Jemanden bei einer „Schlägerei arg zugerichtet" haben 21,6% der Nichtmitglieder und 15,6% der Mitglieder. Jemanden „mit einer Waffe bedroht" haben 3,3% der Nichtmitglieder und 1,1% der Mitglieder.

Dies zeigt, dass die Nichtmitglieder deutlich öfters ein hohes Gewaltverhalten an den Tag legen, als Mitglieder im Sportverein

Tabelle 3: Soziales Risikoverhalten - Gewalt und Delinquenz

	Sportvereinsmitglied		Nicht-Mitglied	
	Männlich	Weiblich	Männlich	weiblic
Jemanden bei einer Schlägerei arg zugerichtet	15,6%	4,1%	21,6%	7,9%
Jemanden mit einer Waffe bedroht	1,1%	0,9%	3,3%	1,6%
Sachen absichtlich zerstört/beschädigt	23,7%	11,6%	21,6%	16,3%
Jemanden absichtlich verprügelt	24,4%	10,3%	23,2%	14,1%
Jemanden eine Sache mit Gewalt abgenommen	25,7%	18,5%	24,7%	19,0%
Die Schule den ganzen Tag geschwänzt	17,6%	15,7%	22,9%	28,8%
Eine Unterschrift nachgemacht	14,7%	9,4%	16,1%	11,6%
Über Nacht weggeblieben, ohne z. H. Bescheid zu geben	12,4%	8,4%	17,6%	14,3%

11

---
[11] (Brettschneider & Kleine, 2002)

9

4.Fazit

Unsere Forschungsfrage lautet: „Welche Wechselwirkung besteht zwischen der Sozialisation und dem Vereinssport bei Kindern und Jugendlichen".

Im ersten Hauptteil haben wir dem Einfluss der sozialen Herkunft auf die Partizipation am Vereinssport untersucht. Wir konnten feststellen, dass die äußere Realität nach Hurrelmann einen großen Einfluss auf den Bildungserfolg hat und somit auch auf die Partizipation am Vereinssport. Somit haben soziostrukturelle Faktoren wie der soziökomische Status, die ethnische Herkunft und die Bildungskarriere einen nachgewiesen großen Einfluss auf die Partizipation am Vereinssport.

Im zweiten Hauptteil haben wir den Einfluss von der Partizipation am Vereinssport auf die Sozialisation untersucht. Wir haben wichtige Sozialisationskriterien wie das Zusammengehörigkeitsgefühl bei Kindern und Jugendlichen, das generelle Selbstkonzept und den Einfluss vom Vereinssport auf gesundheitliches und soziales Risikoverhalten.

Bei allen untersuchten Sozialisationskriterien konnten wir einen positiven Einfluss des Vereinssport auf diese feststellen.

So ist das Zusammengehörigkeitsgefühl bei Kindern und Jugendlichen, die am Vereinssport partizipieren höher, als bei der Nichtpartizipation.

Der Vereinssport hat ebenfalls einen positiven Einfluss auf das Selbstwertgefühl und das Körperkonzept. Auch das soziale Risikoverhalten ist bei Vereinssportlern geringer. Beim gesundheitlichen Risikoverhalten gab es kaum Unterschiede zwischen beiden Gruppen.

Die Wechselwirkung zwischen der Sozialisation und der Partizipation am Vereinssport lässt sich wie folgt beschreiben.

Bei hohem sozioökonomischem Status ist die Wahrscheinlichkeit hoch am Vereinssport zu partizipieren. Der Vereinssport hat wiederum einen positiven Einfluss auf die Sozialisation, was wiederrum die Wahrscheinlichkeit erhöht seinen sozioökonomischen Status beizubehalten.

Anders ist dies bei einem geringen sozioökonomischen Status. Die Wahrscheinlichkeit am Vereinssport zu partizipieren ist gering. Dadurch kann die Sozialisation in einem geringen Ausmaß stattfinden. Somit sind Jugendliche schlechter auf ihre Rolle in der Gesellschaft vorbereitet und die Wahrscheinlichkeit ist hoch, dass man seinen geringen sozioökonomischen Status beibehält.

So ist eindeutig zu erkennen, dass die soziale Schichtung tendenziell erhalten bleibt. Dies kann man verhindern, indem die Teilhabechancen für Kinder und Jugendliche am Vereinssport angelichen werden.

Für uns als angehende Sportlehrer heißt dies, dass man vor allem Schüler mit einem geringen sozioökonomischen Status dazu ermutigt am Vereinssport zu partizipieren.

Unsere Eingangsvermutung, dass sportliche Aktivität im Vereinswesen einen positiven Einfluss auf die Sozialisation und die Entwicklung der Persönlichkeit, Gesundheit und psychosozialen Ressourcen hat konnten wir anhand unserer Ausarbeitungen bestätigen.

Literaturverzeichnis

Albert, M., Hurrelmann, K. & Gudrun, Q., 2015. *17. Shell Jugenstudie.* Frankfurt: Fischer.

Baur, J. & Nobis, T., 2007. *Soziale Integration vereinsorienter Jugendlicher.* Köln: Sportverlag Strauß.

Brettschneider, W. D. & Gerlach, E., 2013. *Aufwachsen mit Sport. Befunde einer 10jährigen Längschnittstudie zwischen Kindheit und Adoleszens.* Aachen: Meyer & Meyer Verlag.

Brettschneider, W.-. D., Hartmann- Tews, I. & Schmidt, W., 2003. *Erster deutscher Kinder und Jugendsportbericht.* Schorndorf: Hofmann.

Brettschneider, W.-D. & Kleine, T., 2002. *Jugendarbeit im Sportverein: Anspruch und Wirklichkeit.* Schorndorf: Hofmann.

Dr. Dietrich, J., 2018. *Lernen, Entewicklung und Sozialisation- Eine Einführung.* [Online]
Available at: https://moodle.uni-jena.de/pluginfile.php/298366/mod_resource/content/7/VLELS_10_14.01.2019_Sozialisation_Def_Theorien_NEU.pdf
[Zugriff am 14 01 2019].

Hurrelmann, K., 2002. *Einführung in die Sozialisationstheorie.* Weinheim und Basel: Beltz.

Lexion Stangl, kein Datum *Selbstwertgefühl.* [Online]
Available at: https://lexikon.stangl.eu/627/selbstwertgefuehl/
[Zugriff am 11 01 2020].

Shalveson, R. J., Hubner, J. J. & Stanton, G. C., 1976. *Self- Concept: Validation of Construct Interpretations.* Stantford University: s.n.

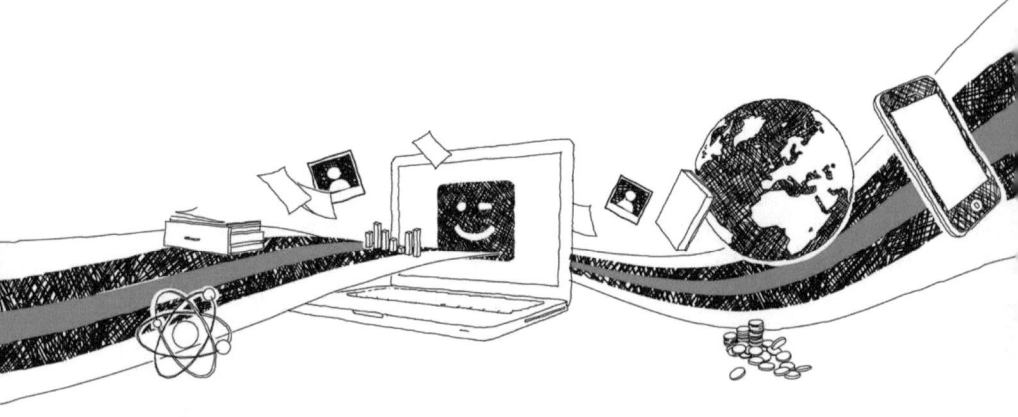
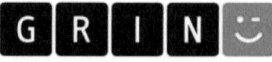